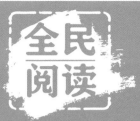

总 主 编
何清湖

中医养生进家庭口袋本丛书

充气血

主编／张晓天

U0147335

中国中医药出版社
·北 京·

图书在版编目（CIP）数据

充气血 / 何清湖总主编；张晓天主编 . -- 北京：
中国中医药出版社，2024.4
（全民阅读 . 中医养生进家庭口袋本丛书）
ISBN 978 - 7 - 5132 - 8665 - 7

Ⅰ . ①充… Ⅱ . ①何… ②张… Ⅲ . ①补气（中医）-
基本知识 Ⅳ . ① R243 ② R254.2

中国国家版本馆 CIP 数据核字（2024）第 053222 号

中国中医药出版社出版

北京经济技术开发区科创十三街 31 号院二区 8 号楼
邮政编码　100176
传真　010-64405721
山东临沂新华印刷物流集团有限责任公司印刷
各地新华书店经销

开本 787×1092　1/32　印张 3.25　字数 61 千字
2024 年 4 月第 1 版　2024 年 4 月第 1 次印刷
书号　ISBN 978 - 7 - 5132 - 8665 - 7

定价　29.80 元
网址　www.cptcm.com

服 务 热 线　010-64405510
购 书 热 线　010-89535836
维 权 打 假　010-64405753

微信服务号　zgzyycbs
微商城网址　https://kdt.im/LIdUGr
官 方 微 博　http://e.weibo.com/cptcm
天猫旗舰店网址　https://zgzyycbs.tmall.com

作为我国优秀传统文化的瑰宝，中医药在治病养生方面做出了卓越贡献，是具有中国特色的文化符号和医疗资源。在国家一系列政策和法律法规的支持下，中医药事业不断向前发展，发挥着越来越重要的作用。2022年3月，国务院办公厅印发《"十四五"中医药发展规划》，其中提出，要提升中医药健康服务能力，提升疾病预防能力，实施中医药健康促进行动，推进中医治未病健康工程升级。在"中医药文化弘扬工程及博物馆建设"内容中提出，要推出一批中医药科普节目、栏目、读物及产品，建设中医药健康文化知识角。2022年11月，国家中医药管理局等八部门联合印发了《"十四五"中医药文化弘扬工程实施方案》，明确提出要"打造一批中医药文化品牌活动、精品力作、传播平台"，重点任务中包括"加大中医药文化活动和产品供给，每年度打造一组中医药文化传播专题活动，广泛开展中医药健康知识大赛、文创大赛、短视频征集、文化精品遴选、悦读中医等系列活动"。

中华中医药学会治未病分会作为治未病领域的权威学术团体，拥有优质的学术平台和专家资源，承担着推动我国治未病与养生保健行业良性发展的重任，我们以创作、出版优质的中医治未病与养生保健科普作品，传播权威而实用的健康教育内容为己任。把中医药文化融入建设文化强国、增强文化自信的大格局中，加大中医药文化传播推广力度，为中医药振兴发展厚植文化土壤，为健康中国建设注入源源不断的文化动力，是中医药学者进行科普创作的核心基调。为此，我们联合中国中医药出版社推出这套《全民阅读·中医养生进家庭口袋本丛书》，在内容创作和风格设计方面下足功夫，发挥了中华中医药学会治未病分会专家在科普创作方面的集体智慧和专业水准。

《黄帝内经》有云"圣人不治已病治未病"，养生的基本原则在于"法于阴阳，和于术数，食饮有节，起居有常，不妄作劳"，养生保健的重点是阴阳气血的平衡、脏腑经络的调和。本套丛书涵盖了保养肾、补阳气、充气血、护心神、强健肺、祛寒湿、调脾胃、通经络、养护肝、增强免疫力 10 个日常养生保健常见的热门主题，每册书都图文并茂，通俗易懂，是兼顾不同年龄、不同人群的趣味科普读物。每册书分别介绍了以上 10 个主题所涉及的常用穴位、家常食物、常用中药、家用中成药等，并融汇食疗方、小验方等，轻松易学，照着书中的养生方法坚持去做，能够取得良好的养生保健效果。

本套丛书的编写得到了中医药领域诸多专家的大力支持，感谢湖南中医药大学、湖南医药学院、浙江中医药大学、中国中医科学院西苑医院、湖南中医药大学第一附属医院、上海中医药大学附属曙光医院、广西中医药大学第一附属医院、浙江省中医院、佛山市中医院、中和亚健康服务中心、谷医堂（湖南）健康科技有限公司等相关单位的支持与热情参与。由于时间仓促，书中难免有尚待改进和不足之处，真诚希望各位专家、读者多提宝贵意见，以便我们在后续修订时不断提高。

中华中医药学会治未病分会主任委员　　　何清湖
　　　　　湖南医药学院院长

2024 年 2 月

　　中医学认为，气和血是构成人体和维持人体生命活动的基本物质。养好气血，对于一个人的身体健康至关重要。气血充足的人，容光焕发、精神抖擞，抗病力强，百病不侵；气血失养的人，面色萎黄，少气懒言，没精神，身体常常遭受疾病的侵扰。

　　养护气血，重点从三方面做起：一为调补气血，二为疏理肝气，三为活血化瘀。身体气血亏虚，需要补养；肝郁气滞，两肋疼痛，需要疏导肝气；气血瘀滞，周身疼痛，需要活血化瘀。养好气血，才能将疾病扼杀于萌芽。

　　在生活中，男性和女性如何补养气血是个热点话题。男性气血充沛，身体强健有活力，能够不受肾虚的困扰；女性气血充足，貌美如花，身材苗条，能够远离各种妇科病。

本书介绍了充养气血的重要穴位、家用食材、常用中药材、中成药等，并融汇食疗方、运动方、小验方等，全方位分享气血补养知识，内容通俗易懂，轻松易学，照着书中的方法做做按摩、吃吃喝喝、做做运动，就能让全身气血充盈，不惧外邪侵扰！

张晓天

2024 年 2 月

目 录

扫描二维码
有声点读新体验

补气 19 招
气不虚，病不找

补血 20 招
血不亏，精气神更足

三 疏肝理气 18 招
不胸闷，心情好，防大病

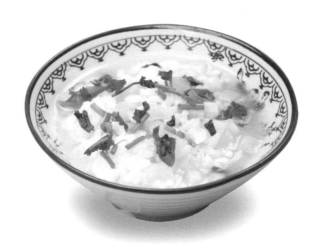

四 活血化瘀 19 招
气血通，不瘀堵，远离疼痛

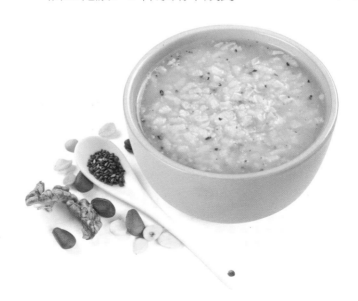

五 女性补气血 22 招
貌美如花，妇科病不打搅

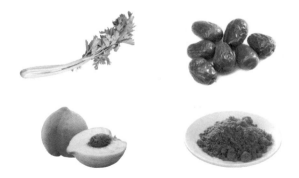

六 男性补气血 22 招
身强体壮，有活力

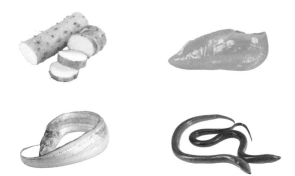

3 种气血不足常见病对症调理
气血充沛，长命百岁

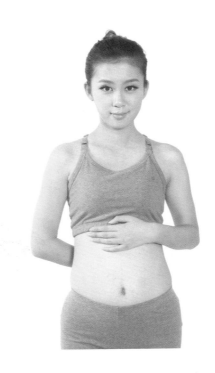

一

补气19招
气不虚，病不找

扫描二维码
有声点读新体验

气虚
有哪些常见表现

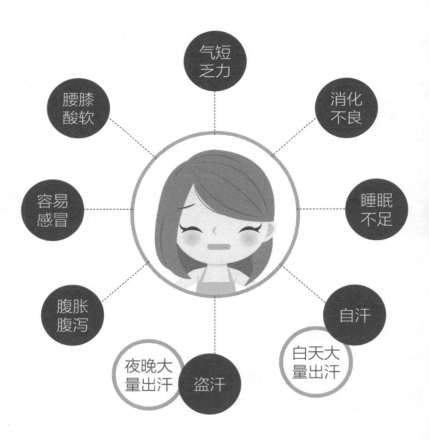

气短乏力

消化不良

睡眠不足

自汗

白天大量出汗

盗汗

夜晚大量出汗

腹胀腹泻

容易感冒

腰膝酸软

补气：
5 大常用穴位

对症按摩调理方

取穴原理	神门穴为养心第一穴。
功效主治	清心调气，宁心安神。主治心悸、失眠等。
穴名由来	"神"，心神；"门"，门户。心藏神。该穴为心经之门户。

掐按神门穴

操作方法

每天早、晚用拇指尖垂直掐按神门穴，每次 1~3 分钟。

定位

手腕部靠近小指的一侧有一条突出的筋，其与腕横纹相交的凹陷处即是。

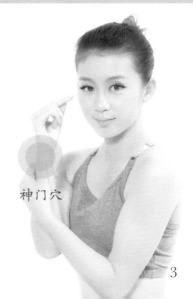

神门穴

3

按揉太冲穴	取穴原理	太冲穴为养肝第一穴。
	功效主治	清泄肝胆，清热泻火，平肝潜阳，疏经通络。主治脑血管病、月经不调、下肢瘫痪等。
	穴名由来	"太"，大；"冲"，冲盛。肝藏血，冲为血海，肝与冲脉、气脉相应而盛大，故名。

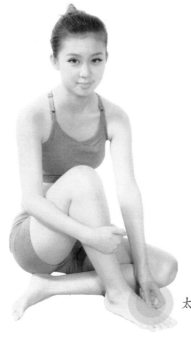

太冲穴

操作方法

用拇指端由下往上垂直按揉太冲穴 1~3 分钟。

定位

本穴在足背部，第1、2跖骨间，跖骨底结合部的前方凹陷中，或触及动脉搏动处。

取穴原理	足三里穴为养脾胃第一穴。
功效主治	生发胃气，调理脾胃，燥化脾湿。主治急性胃炎、胃下垂等消化系统常见病。
穴名由来	"里"与"理"通。人以肚脐为界，上为天，下为地，中为人，分为此三部，万物由之，理在其中。故该穴能调和天地人，能治人身体上中下诸病。

按压足三里穴

操作方法

双手的食、中两指伸直并拢，以指腹垂直用力按压穴位，每日早、晚左右两侧各按压1次，每次1~3分钟。

定位

垂直屈膝，由外膝眼往下量四横指，距胫骨外一横指处即是。

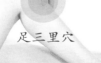

足三里穴

推按涌泉穴	**取穴原理**	涌泉穴为养肾第一穴。
	功效主治	增强肾气，强筋壮骨。主治神经衰弱、精力减退、腰腿酸软无力等。
	穴名由来	"涌"，水涌出；"泉"，泉水。该穴为足少阴肾经脉气的起源，是人体的最低位置，可视为"地"，肾经脉气由此涌出体表，犹如泉水从地下涌出，故名。

操作方法

以食指指腹由下往上推按涌泉穴。每日早、晚，左右足心各推按 1~3 分钟。

定位

5 个足趾背屈，足底掌心前面（足底中线前 1/3 处）正中凹陷处即是。

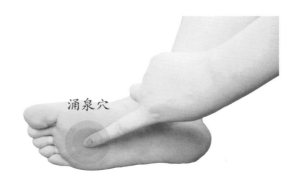

涌泉穴

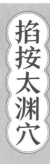
取穴原理	太渊穴为养肺第一穴。
功效主治	宣肺平喘，理血通络，舒筋活络。主治喘息咳逆、心悸等。
穴名由来	"太"，高大尊贵之意；"渊"，深水、深潭。"太渊"，口中津液名，意为经气深如潭水。

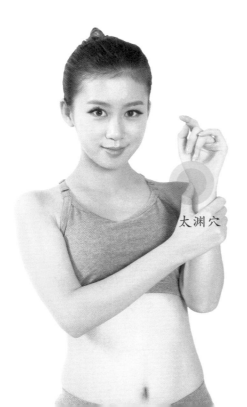

太渊穴

操作方法
用拇指指腹轻柔地掐按太渊穴 1~3 分钟，以有酸胀感为度。

定位
在腕前区，腕横纹上桡动脉桡侧陷中取穴，即掌后腕横纹大拇指一侧的动脉凹陷处。

补气：
4种家常食物

山药

性味归经：性平，味甘；归脾、肺、肾经。

功能：补脾、肺、肾之气。用于脾胃虚弱、虚劳咳嗽等。

用法：蒸食、炒食、煮食。

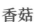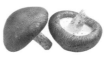

香菇

性味归经：性平，味甘；归脾、胃、肝经。

功能：扶正补虚，健脾开胃。用于食欲不振等。

用法：炒食、煲汤。

禁忌：痛风患者、脾胃虚弱者不宜食用。

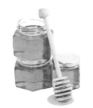

蜂蜜

性味归经：性平，味甘；归肺、脾、大肠经。

功能：补脾益气，补益肺气。用于肺脾气虚等。

用法：蘸食、拌食、泡水。

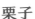

栗子

性味归经：性温，味甘；归脾、胃、肾经。

功能：益气健脾，补肾强筋。用于脾虚泄泻。

用法：炒食、煮食。

其他常见食物：大枣、粳米、马铃薯、糯米、樱桃、鸡肉等。

补气：
3种常用中药

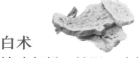

白术

性味归经：性温，味苦、甘；归脾、胃经。

功效主治：补气健脾。用于脾气虚弱导致的腹胀泄泻。

用法：1~3克，煎服。

禁忌：热病伤津及阴虚燥渴者不宜服用。

黄芪

性味归经：性微温，味甘；归肺、脾经。

功效主治：补气升阳，益卫固表。用于气虚乏力，中气下陷，肺气虚，表虚自汗。

用法：2~5克，煎服。

禁忌：有表实邪盛、气滞湿阻、食积停滞等实证，以及阴虚阳亢者禁服。

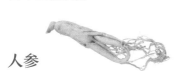

人参

性味归经：性微温，味甘、微苦；归肺、脾、心、肾经。

功效主治：大补元气，补益心、脾、肺、肾之气。用于肢冷脉微，脾虚食少，肺虚喘咳，心气不足。

用法：0.5~3克，小火另煎，单独服，也可将参汁加入其他药汁一起饮服。

禁忌：阴虚火旺、邪盛正不衰者禁用。不宜与藜芦同用。

> **其他常用中药**：党参、太子参、西洋参、刺五加、甘草等。

9

药食同源，补气强身：2 道精选食疗方

健脾益气

牛肉山药枸杞汤

材料： 黄牛肉 150 克，山药 100 克，莲子 15 克，桂圆肉、枸杞子各 10 克。

调料： 葱段、姜片、料酒、清汤、盐各适量。

做法：

1 黄牛肉洗净，切块，焯水捞出沥干；山药洗净，去皮，切块；莲子、枸杞子、桂圆肉洗去杂质备用。

2 砂锅内倒入清汤，放入黄牛肉、葱段、姜片，大火烧开后，加入料酒，改小火炖 2 小时，放入山药、莲子、枸杞子、桂圆肉，小火炖 30 分钟，加盐调味即可。

功效

健脾胃，强体质。

烹饪妙招

牛肉事先汆烫一遍可以让血水析出，令炖出的牛肉汤不浑浊。

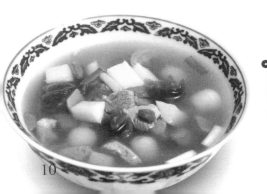

材料： 童子鸡块 500 克，人参 5 克。

调料： 枸杞子、葱段、姜块、料酒各 10 克，盐 3 克。

做法：

1 将童子鸡块洗净，入沸水中焯透，捞出；人参、枸杞子洗净。

2 砂锅内倒入适量温水后置于火上，放入童子鸡块、人参、枸杞子、葱段、姜块、料酒，大火烧沸后转小火炖至肉烂，用盐调味即可。

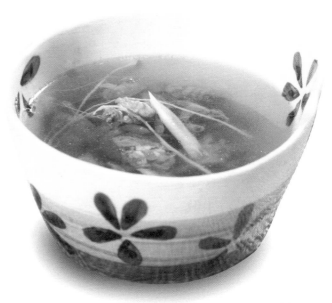

功效

益气补虚，安神助眠。

人参童子鸡

补气，美颜

补气：
5种家用中成药

1 生脉饮

益气复脉，养阴生津。用于气阴两亏之心悸气短、自汗、脉微等。

2 四君子丸

益气健脾。用于脾胃气虚之胃纳不佳、食少便溏等。

3 补中益气丸

补中益气，升阳举陷。用于脾胃虚弱，中气下陷之泄泻、脱肛等。

4 参苓白术散

补脾胃，益肺气。用于脾胃虚弱导致的食少便溏、气短咳嗽、肢倦乏力等。

5 金水宝胶囊

补益肺肾，秘精益气。用于肺肾两虚，精气不足所致之久咳虚喘、神疲乏力、腰膝酸软等。

小验方，大功效

小米汤
调理脾虚腹泻

取250克小米，加2500毫升水，微火煮2小时，取上层米汤食用，可有效缓解腹泻症状。

其他常用中成药：消渴丸、百令胶囊、宁心宝胶囊、养胃舒胶囊、人参固本丸等。

二

补血 20 招

血不亏，
精气神更足

扫描二维码
有声点读新体验

血虚
有哪些常见表现

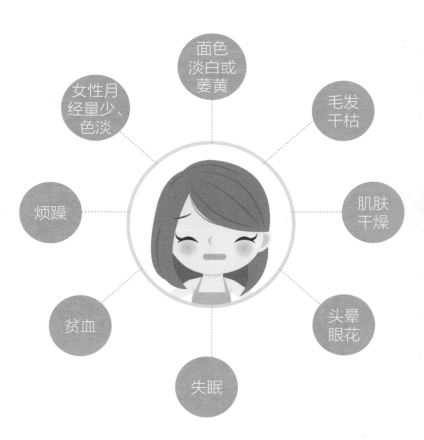

面色淡白或萎黄

毛发干枯

女性月经量少、色淡

肌肤干燥

烦躁

头晕眼花

贫血

失眠

补血：
6 大常用穴位

对症按摩调理方

取穴原理	按摩足三里穴可以旺后天之本，使气血生化有源，具有益气养血的功效。
功效主治	益气养血，调理脾胃，燥化脾湿。主治食欲不振、消化不良等。
穴名由来	"里"与"理"通。人以肚脐为界，上为天，下为地，中为人，分为此三部，万物由之，理在其中。故该穴能调和天地人，能治人身体上中下诸病。

按压足三里穴

操作方法

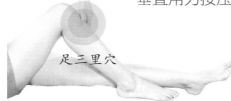

足三里穴

双手的食、中两指伸直并拢，以指腹垂直用力按压穴位，每次 1~3 分钟。

定位

垂直屈膝，由外膝眼往下量四横指，距胫骨外一横指处即是。

<table>
<tr><td rowspan="3">按揉血海穴</td><td>取穴
原理</td><td>血海穴是脾经之穴，为脾血归聚之海，具有聚生新血之功能。</td></tr>
<tr><td>功效
主治</td><td>调经统血，健脾化湿。主治月经不调、痛经、腹胀、荨麻疹、贫血、白癜风等。</td></tr>
<tr><td>穴名
由来</td><td>"血"，气血的血；"海"，海洋。该穴善治各种血证，犹如聚血重归于海。</td></tr>
</table>

操作方法

用拇指指腹揉捻两侧血海穴各 5 分钟，以有酸胀感为度。

定位

坐于椅上，将腿绷直，于膝盖内侧凹陷处见一肌肉隆起，此肌肉顶端便是此穴，即在股前区，髌底内侧端上 2 寸，股内侧肌隆起处。

血海穴

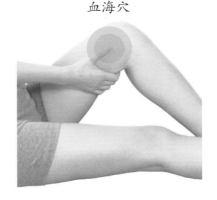

取穴原理	膈俞穴为血之会，功善补血、止血，为治疗一切血证之要穴。
功效主治	养血和营，理气宽胸，活血通脉。主治胃痛、腰背部疼痛等。
穴名由来	"膈"，心之下、脾之上；"俞"，输。膈俞意为膈中的气血物质由本穴外输膀胱经。

按揉膈俞穴

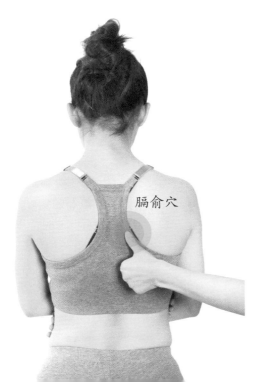

膈俞穴

操作方法

双手拇指指腹均匀、柔和地分别按揉两侧的膈俞穴，以局部有酸痛感为佳。两侧膈俞穴需同时按揉，早、晚各 1 次，每次 2~3 分钟。

定位

本穴在脊柱区，第 7 胸椎棘突下，后正中线旁开 1.5 寸。

按压悬钟穴	取穴原理	悬钟穴为髓会，有益髓造血之功。
	功效主治	平肝息风，疏肝益肾。主治坐骨神经痛、脑血管病、高脂血症、高血压、颈椎病等。
	穴名由来	"悬"，悬挂；"钟"，钟铃。该穴在外踝上，是古时小儿悬挂脚铃处，故名"悬钟"。

操作方法

用拇指指腹向下按压悬钟穴，力度要适中，每次按压 10~15 分钟，并沿顺时针方向揉。

定位

本穴位于小腿外侧，外踝尖上 3 寸的腓骨前缘。

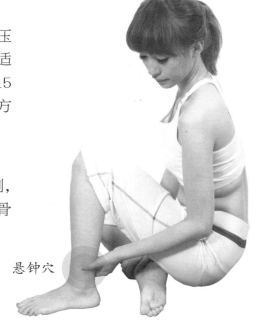

悬钟穴

取穴 原理	三阴交穴为肝、脾、肾三经的交会穴，功善补益气血。
功效 主治	健脾利湿，兼调肝肾。主治脾胃虚弱、消化不良、月经不调、湿疹、神经性皮炎等。
穴名 由来	"三阴"，足之三阴经；"交"，交会与交接。该穴为足太阴、足少阴、足厥阴三条阴经气血物质的交会处。

掐按三阴交穴

操作方法

用拇指掐按三阴交穴 20 次，两侧可同时进行。

定位

本穴在小腿内侧，内踝尖上 3 寸，胫骨内侧缘后际。

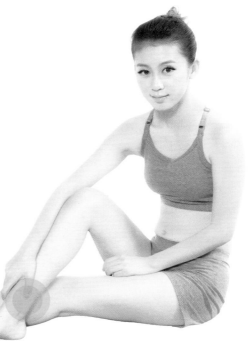

三阴交穴

按揉膏肓俞穴	**取穴原理** 膏肓俞穴为补益虚损的要穴，尤长于补血滋阴。
	功效主治 补虚益损，调理肺气。主治咳嗽、气喘、肩胛背痛等。
	穴名由来 "膏"，膏脂；"肓"，肓膜，在此指心下膈上的膏脂肓膜，因近于心包故被看作心包的组成部分。该穴与厥阴俞并列，故名。

操作方法

用拇指按揉膏肓俞穴 20 次，两侧可同时进行。

定位

本穴在脊柱区，第 4 胸椎棘突下，后正中线旁开 3 寸。

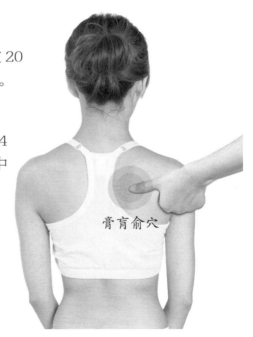

膏肓俞穴

补血：
4 种家常食物

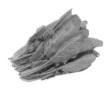

菠菜

性味归经： 性凉，味甘；归大肠、胃、肝经。

功能： 养血。用于贫血等。

用法： 炒食、凉拌、煲汤。

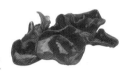

木耳

性味归经： 性平，味甘；归肺、胃、肝经。

功能： 补气养血。用于气血亏虚，贫血等。

用法： 做汤羹、炒食。

禁忌： 孕妇、肠胃不适者不宜食用。

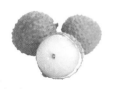

荔枝

性味归经： 性微温，味甘、微酸；归脾、胃、肝经。

功能： 养血健脾。用于病后体虚、女性体弱等。

用法： 生食。

禁忌： 不宜空腹食用。

羊肉

性味归经： 性温，味甘；归脾、肾经。

功能： 益气养血。用于虚劳羸弱等。

用法： 炒食、涮火锅、煲汤。

禁忌： 消化功能弱者慎用。

补血：
3 种常用中药

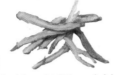

当归

性味归经：性温，味甘、辛；归肝、心、脾经。

功效主治：补血活血。用于面色萎黄、眩晕、惊悸、月经不调、闭经、痛经等。

用法：1~3 克，煎服。

禁忌：湿盛中满、泄泻者忌服。

熟地黄

性味归经：性微温，味甘；归肝、肾经。

功效主治：补血滋阴。用于血虚萎黄、月经不调、崩漏下血、心悸怔忡等。

用法：3~10 克，煎服。

禁忌：脾胃虚弱、气滞痰多、腹满便溏者禁服。

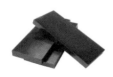

阿胶

性味归经：性平，味甘；归肺、肝、肾经。

功效主治：补血养阴。用于贫血、妊娠下血、月经不调、产后血虚等。

用法：3~5 克，煎服。单用阿胶，应另隔水炖化后冲入药汁内服。

禁忌：脾胃虚弱或寒湿内盛者慎用。

其他常用中药：龙眼肉、龟甲胶、党参等。

药食同源，补血强体：3道精选食疗方

材料：红豆 60 克，荔枝 50 克，大米 40 克。

调料：红糖 3 克。

做法：

1 红豆洗净，用水浸泡 4 小时；大米淘洗干净，用水浸泡 30 分钟；荔枝去皮，去核。

2 锅置于火上，倒入适量清水煮沸，放入红豆，用大火煮沸后改用小火煮至红豆熟，加入大米煮至粥软烂，再加入荔枝略煮，加红糖调味即可。

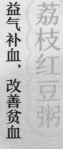

荔枝红豆粥

益气补血，改善贫血

> **功效**
>
> 促进血液循环，益心脾，补气血，可以很好地改善贫血患者的症状。

烹饪妙招

提前浸泡红豆，可以缩短煮制时间。

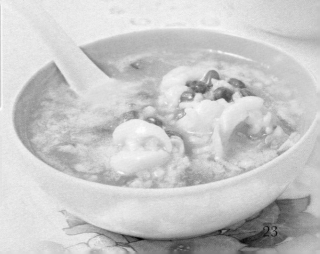

当归生姜羊肉汤

补气养血，温中散寒

材料： 羊瘦肉 250 克，当归 10 克。

调料： 鲜姜片 15 克，盐 3 克，植物油适量。

做法：

1 羊瘦肉去净筋膜，洗净，切块，放入沸水中焯烫去血水；当归洗净浮尘。

2 锅置于火上，倒植物油烧至七成热，炒香姜片，放入羊肉块、当归翻炒均匀，倒入适量清水，大火烧开后转小火煮至羊肉烂熟，加盐调味，去当归、生姜，食肉喝汤即可。

功效

当归可补血活血、调经止痛，生姜可祛寒止痛，羊肉可温暖脾胃。三者一起煮汤，有很好的补养气血功效。

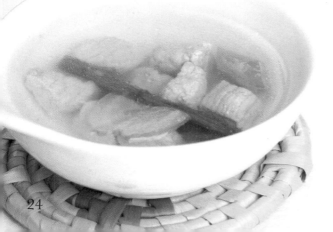

24

材料： 大米 100 克，水发黑木耳 50 克，核桃仁 15 克，红枣 30 克。

调料： 冰糖适量。

做法：

1 大米淘洗干净；水发黑木耳洗净，撕成小朵；核桃仁碾碎；红枣洗净，去核。

2 锅置于火上，将大米放入锅中，加水煮至六成熟，加入黑木耳、核桃仁、红枣，先用大火煮至滚沸，再转小火熬成稠粥，然后加入冰糖搅拌均匀即可。

黑木耳核桃仁粥

补益气血，缓解头晕乏力

—— 功效 ——

此粥适用于气血不足引起的月经过少，伴有头晕、乏力、气短等。

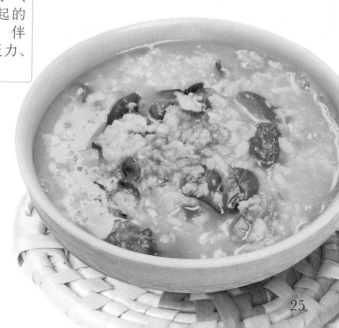

补血:
4 种家用中成药

1 八珍丸

补气益血。用于气血两虚之面色萎黄、食欲不振、四肢乏力等。

2 归脾丸

益气补血，健脾养心。用于心脾两虚之心悸怔忡、健忘失眠、盗汗虚热、食少体倦等。

3 阿胶补血膏

补益气血，滋阴润肺。用于气血两虚所致的体弱、虚劳咳嗽等。

4 乌鸡白凤丸

补气养血，调经止带。用于气血两虚所致的身体瘦弱、月经不调、崩漏等。

小验方，大功效

自制桑椹蜂蜜
滋补肝肾，养肝明目

取 100 克桑椹洗净，加水适量煎煮 30 分钟，取汁，加水再煎，再取汁。合并两次煎液，以小火熬煮浓缩至较黏稠时，加 400 克蜂蜜，搅匀，起锅待冷装瓶。每次 1 匙，温水冲服，每天 2 次。可滋补肝肾，养血明目。

其他常用中成药：四物合剂、阿胶冲剂、养心定悸膏等。

26

三

疏肝理气 18 招
不胸闷，心情好，
防大病

扫描二维码
有声点读新体验

肝郁气滞
有哪些常见表现

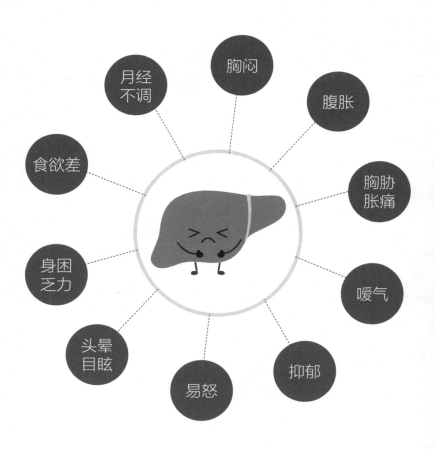

疏肝理气：
3大常用穴位

对症按摩调理方

取穴原理	按摩行间可疏通肝经，调畅气血，改善肝功能。
功效主治	疏肝解郁，温经散寒，清热消肿、缓急止痛。主治中风、癫痫、头痛等肝经风热病证，以及月经不调、崩漏等。
穴名由来	"行"，运行；"间"，中间。该穴在第1、2跖趾关节的前方凹陷中，经气运行其间。

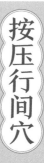

按压行间穴

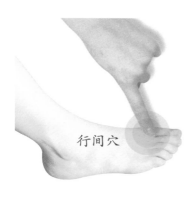

行间穴

操作方法
一边用食指指腹按压行间，一边吐气，以有轻微疼痛感为度，反复按压2~3分钟。

定位
本穴在足背部，第1、2趾间，趾蹼缘后方赤白肉际处。

29

<table>
<tr><td rowspan="3">按揉太冲穴</td><td>取穴
原理</td><td>太冲穴为肝经的原穴、输穴，五行属土，具有疏肝理气之功。</td></tr>
<tr><td>功效
主治</td><td>平肝泄热，疏肝养血，清利下焦。主治头痛、眩晕、目赤肿痛、口苦咽干、月经不调等。</td></tr>
<tr><td>穴名
由来</td><td>"太"，大；"冲"，冲盛。肝藏血，冲为血海，肝与冲脉、气脉相应而盛大，故名。</td></tr>
</table>

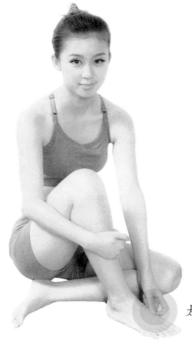

太冲穴

操作方法

用拇指或食指端由下往上垂直按揉太冲穴1~3分钟。

定位

本穴在足背部，第1、2跖骨间，跖骨底结合部前方凹陷中，或触及动脉搏动处。

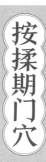

取穴 原理	期门穴为肝的募穴，位居胁肋部，取之即可疏泄肝胆气机。
功效 主治	健脾疏肝、理气活血。主治胸胁胀痛、胸中热、呕吐、呃逆、腹胀、泄泻等。
穴名 由来	"期"，周期；"门"，门户。两侧胁肋如敞开的门户。

按揉期门穴

操作方法

用掌心按揉期门穴2次，每次约200下，以有酸麻胀痛感为宜。

定位

本穴在胸部，当乳头直下，第6肋间隙，前正中线旁开4寸。

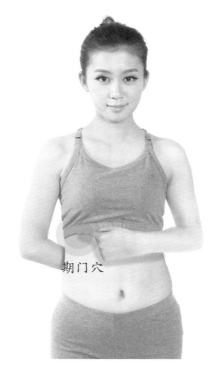

期门穴

疏肝理气：
4 种家常食物

金橘

性味归经：性微温，味辛、甘、酸；归肺、胃、肝经。

功能：理气解郁，化痰止咳，解酒。用于肝郁气滞，胸胁胀闷或疼痛。

用法：蜜渍、糖腌、生食、泡茶或煎汤。

木瓜

性味归经：性温，味甘、酸；归肝、脾经。

功能：舒筋活络，和胃化湿。用于吐泻腹痛、腰膝酸软无力等。

用法：生食。

禁忌：脾胃虚寒者慎食。

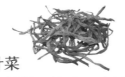

金针菜

性味归经：性凉，味甘；归心、肝、小肠经。

功能：宽胸解郁。用于胸闷心烦等。

用法：炒食、凉拌、煲汤。

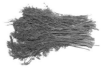

茴香菜

性味归经：性温，味辛、甘；归肝、脾、胃经。

功能：理气止痛，健胃和中，祛风。用于脘腹气滞，呕逆不安。

用法：煎汤、绞汁、浸酒或外用捣敷。

疏肝理气：
3 种常用中药

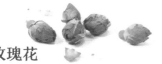

玫瑰花

性味归经： 性温，味甘、微苦；归肝、脾经。

功效主治： 疏肝解郁，活血止痛。用于肝郁气滞，瘀血阻滞所致之胁腹胀痛、月经不调、经前乳胀等。

用法： 3~15 克，泡茶、煎服。

禁忌： 阴虚体质者慎用。

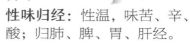

佛手

性味归经： 性温，味苦、辛、酸；归肺、脾、胃、肝经。

功效主治： 疏肝解郁，理气和中，燥湿化痰。用于肝胃不和所致之胁肋胀满等。

用法： 1~3 克，煎服。

禁忌： 阴虚有火、无气滞症状者慎服。

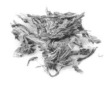

薄荷

性味归经： 性凉，味辛；归肺、肝经。

功效主治： 疏散风热，疏肝行气。用于外感风热或风温初起所致之头痛发热、目赤、胸肋胀闷等。

用法： 0.5~1.5 克，煎服。宜后下。

禁忌： 阴虚血燥、肝阳偏亢、表虚汗多者忌服。

其他常用中药：香附、川楝子等。

药食同源，疏肝理气：2 道精选食疗方

理气消食，和胃

白萝卜山药粥

材料： 白萝卜、大米各 100 克，山药 50 克。

调料： 香菜末 8 克，盐 2 克，香油 5 克。

做法：

1. 白萝卜洗净，切块；山药去皮，洗净，切小丁；大米洗净，用水浸泡 30 分钟。

2. 锅内加适量清水烧开，加入大米，大火煮开后转小火煮 20 分钟，加白萝卜块和山药丁，继续煮 15 分钟，加盐调味，撒上香菜末，淋上香油即可。

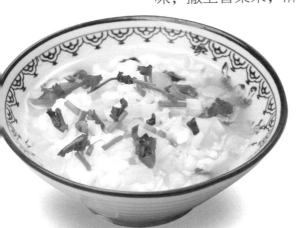

| 功效 |

山药可健脾肺，白萝卜可理气化痰。两者搭配煮粥食用，可理气消食化痰。

材料： 玫瑰花5朵，花生25克，牛奶250
毫升。

做法：

1 将玫瑰花瓣、花生分别洗净。

2 将玫瑰花瓣、花生、牛奶一起放入搅拌机
中搅拌至材料均匀而细碎。

3 把搅拌后的材料倒入锅中，小火煮，同时
不断地搅拌，直到沸腾，关火。

4 将奶茶倒入杯中，待温热后饮用。

玫瑰花生奶茶
理气解郁，安神

—┤ **功效** ┝—

玫瑰花可以疏
肝理气、促进
血液循环；花
生营养丰富，
可补血；牛奶
能养血、安神。

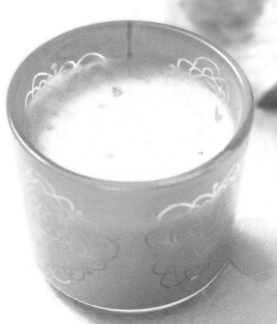

疏肝理气：
6种家用中成药

1 十香丸

理气散结，疏肝止痛。用于气滞寒凝引起的诸疝腹痛。

4 四逆散

疏肝理气。用于热厥手足不温、胸胁痞满、下痢腰痛，以及肝胃不和所致的胃痛、腹痛等。

2 五灵丸

疏肝益脾活血。用于慢性活动性及迁延性肝炎，肝郁脾虚夹瘀证。

5 小柴胡冲剂

清热解表，疏肝和胃。用于往来寒热、胸胁痞满、口苦咽干等。

3 左金丸

疏肝解郁。用于肝经郁热之吞酸等。

6 金嗓利咽丸

燥湿化痰，疏肝理气。用于咽部异物感、声带肥厚等属痰湿内阻、肝郁气滞型者。

其他常用中成药：利肝隆片、沉香化气丸、加味逍遥散、和络舒肝片、妇科十味片等。

四

活血化瘀 19 招

气血通，不瘀堵，
远离疼痛

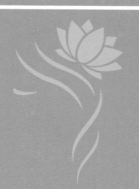

血瘀
有哪些常见表现

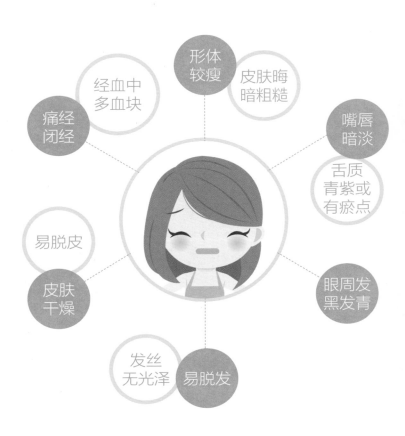

经血中多血块

形体较瘦

皮肤晦暗粗糙

痛经闭经

嘴唇暗淡

舌质青紫或有瘀点

易脱皮

皮肤干燥

眼周发黑发青

发丝无光泽

易脱发

活血化瘀：
3大常用穴位

对症按摩调理方

取穴原理	血海穴为足太阴脾经腧穴，是治疗血证的要穴，具有活血化瘀之功效。
功效主治	活血化瘀，补血养血。主治月经不调、痛经、闭经、崩漏、湿疹等。
穴名由来	"血"，气血的血；"海"，海洋。该穴善治各种血证，犹如聚血重归于海。

揉捻血海穴

操作方法
用拇指指腹揉捻两侧血海穴各5分钟，以有酸胀感为度。

定位
坐于椅上，将腿绷直，于膝盖内侧凹陷处见一肌肉隆起，此肌肉顶端便是。

血海穴

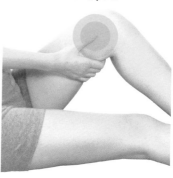

<table>
<tr><td rowspan="3">掐按三阴交穴</td><td>取穴原理</td><td>足部三条阴经中的气血物质在本穴交会，具有活血化瘀之功效。</td></tr>
<tr><td>功效主治</td><td>健脾益血，调肝补肾。主治脾胃虚弱之消化不良、腹胀肠鸣、腹泻、月经不调等。</td></tr>
<tr><td>穴名由来</td><td>"三阴"，足之三阴经；"交"，交会与交接。该穴为足太阴、足少阴、足厥阴三条阴经气血物质的交汇处。</td></tr>
</table>

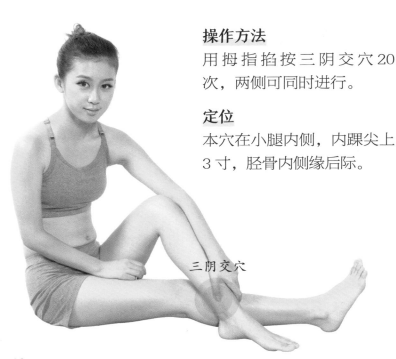

操作方法

用拇指掐按三阴交穴20次，两侧可同时进行。

定位

本穴在小腿内侧，内踝尖上3寸，胫骨内侧缘后际。

三阴交穴

取穴原理	膈俞穴是八会穴之血会，具有活血化瘀的作用。
功效主治	养血和营，理气宽胸，活血通脉。主治胃痛、腹胀、盗汗、腰背疼痛等。
穴名由来	"膈"，心之下、脾之上；"俞"，输。膈俞意为膈中的气血物质由本穴外输膀胱经。

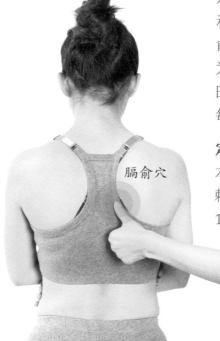

膈俞穴

操作方法

双手拇指指腹均匀、柔和地分别按揉两侧的膈俞穴，以局部有酸痛感为佳。两侧膈俞穴需同时按揉，早、晚各1次，每次2~3分钟。

定位

本穴在脊柱区，第7胸椎棘突下，后正中线旁开1.5寸。

活血化瘀：
4 种家常食物

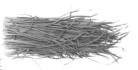

韭菜

性味归经：性温，味辛；归胃、肝、肾经。

功能：行气，散瘀。用于肾阳亏虚，吐血，跌仆损伤，虫蛇咬伤。

用法：炒食、拌食。

禁忌：阴虚火旺者不宜多食。

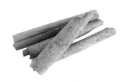

桂皮

性味归经：性大热，味辛；归心、脾、肝、肾经。

功能：暖肝肾，散瘀消肿。用于脾胃虚寒之腹痛，寒痰，经闭，风湿病。

用法：冲泡、熬粥、炖汤。

禁忌：内热较重者忌食。

芸薹

性味归经：性凉，味甘；归肝、脾、肺经。

功能：凉血散血，解毒消肿。用于热毒疮痈、丹毒、乳痈、风疹、吐血等。

用法：炒食、煮食。

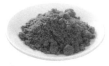

赤砂糖

性味归经：性温，味甘；归脾、胃、肝经。

功能：补脾缓肝，活血散瘀。用于脘腹冷痛，月经不调，产后恶露不绝、血虚。

用法：泡茶、煮粥、煲汤。

活血化瘀：
4 种常用中药

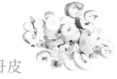

牡丹皮

性味归经：性微寒，味辛、苦；归心、肝、肾经。

功效主治：活血化瘀。用于血瘀所致之痛经，跌仆损伤。

用法：1~3 克，煎服。

禁忌：血虚有寒者慎用。

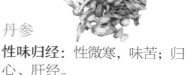

丹参

性味归经：性微寒，味苦；归心、肝经。

功效主治：活血化瘀。用于血瘀所致之月经不调、病理性闭经、痛经，创伤肿痛。

用法：3~5 克，煎服。

禁忌：无瘀血者慎服。

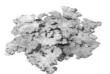

川芎

性味归经：性温，味辛；归肝、胆、心包经。

功效主治：活血行气止痛。用于气滞血瘀之月经不调、病理性闭经、痛经等。

用法：1~3 克，煎服。

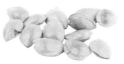

桃仁

性味归经：性平，味甘、苦；归心、肝、大肠经。

功效主治：活血祛瘀。用于瘀血阻滞所致之痛经，跌打损伤。

用法：1~3 克，煎服。

药食同源，活血化瘀：2 道精选食疗方

活血养肝

双冬扒油菜

材料：油菜 200 克，冬笋片、冬菇片各 50 克。

调料：盐 2 克，香油 5 克，葱末、白糖、水淀粉各适量。

做法：

1 油菜洗净，用热水焯一下捞出，摆盘。

2 油锅烧热，爆香葱末，倒冬菇片、冬笋片翻炒，加香油、盐、白糖调味，用水淀粉勾芡，浇到油菜上即可。

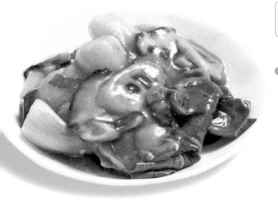

—— 功效 ——

活血化瘀，养护肝脏。

烹饪妙招

油菜最好现切现做，并用大火爆炒，这样既能保持口感鲜脆，又可使营养成分不被破坏。

材料：大米 50 克，黑芝麻仁、松子仁、核桃仁、桃仁、甜杏仁各 8 克。

做法：

1 将上述五仁洗净后，混合在一起碾碎；大米洗净，用水浸泡 30 分钟。

2 锅内加适量清水烧开，放入大米，大火煮开后转小火煮 30 分钟至米烂粥稠，加入五仁碎继续煮 5 分钟即可。

润肺滑肠，活血通便

五仁粥

| 功效 |

滋阴润肺，补益脾胃，濡养肝血，润肠通便。

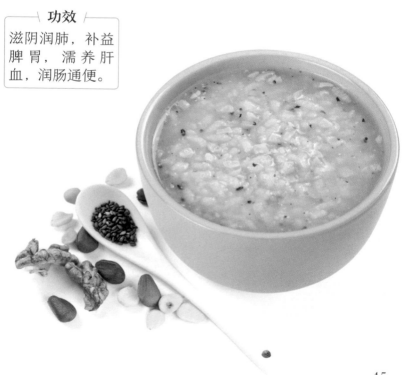

活血化瘀：
6 种家用中成药

1 九分散

活血散瘀，消肿止痛。用于跌仆损伤、瘀血肿痛，以及感受风寒湿邪引起的肢体关节疼痛等。

2 丹七片

活血化瘀。用于血瘀气滞之心胸痹痛、眩晕头痛、经期腹痛等。

3 伤痛宁膏

活血散瘀消肿。用于关节扭伤、肌肉拉伤、韧带拉伤等急性软组织损伤。

4 元胡止痛片

活血祛瘀，理气止痛。用于胸胁痛、头痛等。

5 少腹逐瘀丸

活血调经，逐瘀生新。用于瘀血凝滞所致之经闭不行或经行腹痛，月经量少，淋漓不尽，经期胸胁胀痛。

6 云南白药胶囊

化瘀止血，活血止痛。用于跌打损伤、瘀血痛肿、吐血、崩漏下血等。

其他常用中成药：三七胶囊片、回生第一散、中华跌打丸、止痛化癥胶囊等。

五

女性补气血22招
貌美如花，
妇科病不打搅

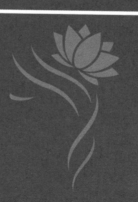

扫描二维码
有声点读新体验

女性气血不足
有哪些常见表现

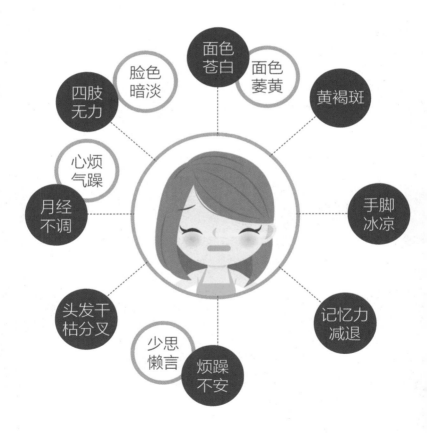

女性补气血：4 大常用穴位

对症按摩调理方

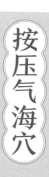

按压气海穴

取穴 原理	气海为任脉穴，可以和气血、调冲任。
功效 主治	补肾固精，温养益气，强健体质。主治脏气虚弱、真气不足等。
穴名 由来	"气"，元气；"海"，海洋。该穴在脐下，如同气之海洋，为人体元气之海。

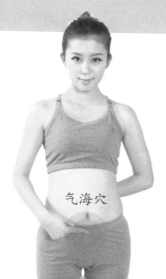

气海穴

操作方法

用拇指或食指指腹按压气海穴 3~5 分钟。

定位

本穴在下腹部，脐下 1.5 寸，前正中线上。

<table>
<tr><td rowspan="4" style="writing-mode: vertical-rl">按揉归来穴</td><td>取穴原理</td><td>归来为胃经穴位，位近胞宫，具有调经活血之功。</td></tr>
<tr><td>功效主治</td><td>益气升提，行气疏肝，调经止带。主治少腹疼痛、月经不调、痛经、闭经等。</td></tr>
<tr><td>穴名由来</td><td>"归"，返回；"来"，回来。该穴为养生吐纳时，腹气下降归根之处。</td></tr>
</table>

取穴原理	归来为胃经穴位，位近胞宫，具有调经活血之功。	
功效主治	益气升提，行气疏肝，调经止带。主治少腹疼痛、月经不调、痛经、闭经等。	
穴名由来	"归"，返回；"来"，回来。该穴为养生吐纳时，腹气下降归根之处。	

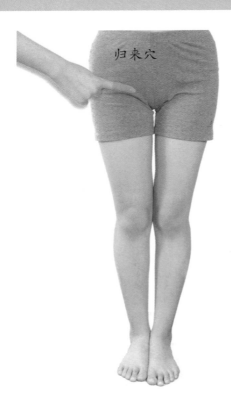

归来穴

操作方法

用食指指腹，由内而外揉按归来，每日早、晚各 1~3 分钟。

定位

本穴在下腹部，脐下 4 寸，前正中线旁开 2 寸。

取穴原理	三阴交穴为足三阴经的交会穴，可以调理脾、肝、肾三脏，养血调经，为治疗月经病的要穴。
功效主治	健脾利湿，兼调肝肾。主治脾胃虚弱，消化不良，腹胀肠鸣，腹泻，月经不调。
穴名由来	"三阴"，足之三阴经；"交"，交会与交接。该穴为足太阴、足少阴、足厥阴三条阴经气血物质的交会处。

掐按三阴交穴

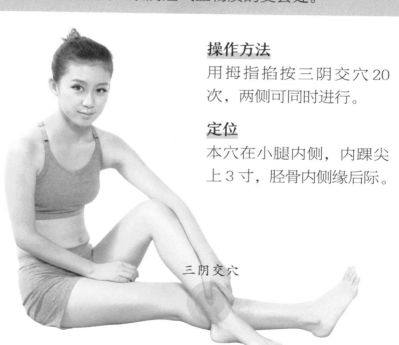

操作方法

用拇指掐按三阴交穴20次，两侧可同时进行。

定位

本穴在小腿内侧，内踝尖上3寸，胫骨内侧缘后际。

三阴交穴

按揉关元穴

取穴原理	关元穴是益肝肾、调冲任的要穴。
功效主治	补中益气，调气血。主治不孕不育、月经不调及肠胃疾病等。
穴名由来	"关"，关藏；"元"，元气。该穴为关藏人身体元气之处。

操作方法
用食指指腹对关元穴进行环状按揉，每次2~3分钟。

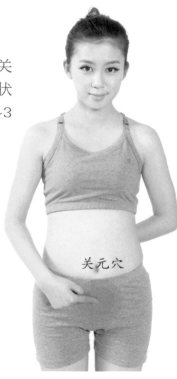

关元穴

定位
从肚脐正中央向下量3寸，即肚脐中央向下四横指处。

女性补气血：4种家常食物

旱芹

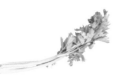

性味归经： 性凉，味辛、甘；归肝、胃、膀胱经。

功能： 平肝，止血。用于高血压、月经不调等。

用法： 炒食。

禁忌： 脾胃虚寒、腹泻者不宜食用。

红枣

性味归经： 性温，味甘；归脾、胃、心经。

功能： 补脾和胃，益气养血，调和营卫。用于脾胃虚弱，气血不足，心悸。

用法： 生食、熬粥、做汤羹。

禁忌： 湿热内盛者慎食。

桃子

性味归经： 性温，味甘、酸；归肝、大肠经。

功能： 益气补血，消肿利尿，生津止咳。用于津少口渴、肠燥便秘、闭经、积聚等。

用法： 生食。

赤砂糖

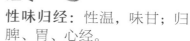

性味归经： 性温，味甘；归脾、胃、肝经。

功能： 补脾缓肝，活血散瘀。用于月经不调、产后恶露不绝、女性血虚等。

用法： 泡茶、煮粥、煲汤。

女性补气血：
3 种常用中药

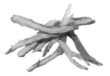

当归

性味归经： 性温，味甘、辛；归肝、心、脾经。

功效主治： 补血，活血，止痛。用于血虚所致之月经不调等。

用法： 1~3 克，煎服。

禁忌： 湿盛中满、大便泄泻者忌服。

白芍

性味归经： 性微寒，味苦、酸；归肝、脾经。

功效主治： 养血敛阴，柔肝止痛。用于肝血亏虚或肝脾不调所致的月经不调等。

用法： 1~3 克，煎服。

禁忌： 阳衰虚寒之病证不宜用。反藜芦。

阿胶

性味归经： 性平，味甘；归肺、肝、肾经。

功效主治： 补血养阴，润燥安胎。用于阴血亏虚所致的贫血、妊娠下血、月经不调、产后血虚崩漏等。

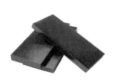

用法： 3~5 克，煎服。单用阿胶，应另隔水炖化后冲入药汁内服。

禁忌： 脾胃虚弱或寒湿内盛者慎用。

药食同源，活血化瘀：5 道精选食疗方

材料： 水蜜桃 2 个，青梅酒 100 克。

调料： 柠檬汁 30 克，干薄荷、鲜薄荷各少许。

做法：

1. 水蜜桃洗净，去皮、核，切片。
2. 青梅酒倒入容器中，加入柠檬汁。干薄荷揉碎，放进青梅酒中。
3. 将水蜜桃片摆放在盘中，淋入调好的青梅酒，浸泡 15 分钟左右取出，点缀少许鲜薄荷即可。

润肤美容

梅酒仙桃

\ 功效 /

薄荷具有清利咽喉、疏肝理气的功效，与水蜜桃搭配，补气血功效更佳。

烹饪妙招

制成的梅酒放入冰箱中冷藏，不仅保鲜，还可增加甜度。

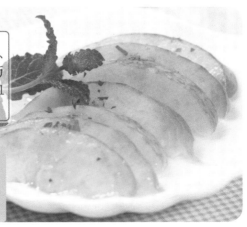

材料： 糯米 100 克，薏米 50 克，红枣 10 克。

调料： 红糖 10 克。

做法：

1 薏米、糯米分别淘洗干净，用水浸泡 2 小时；红枣去核，洗净。

2 锅置于火上，倒水烧开，放入薏米、糯米，用大火煮沸后转至小火，再加入红枣，熬至米粒糊化成粥，最后加红糖调味即可。

—— 功效 ——

红枣有健脾益胃、益心润肺的功效，薏米有健脾祛湿的功效，二者一起煮粥可以调理脾胃不和、消化不良等病症。

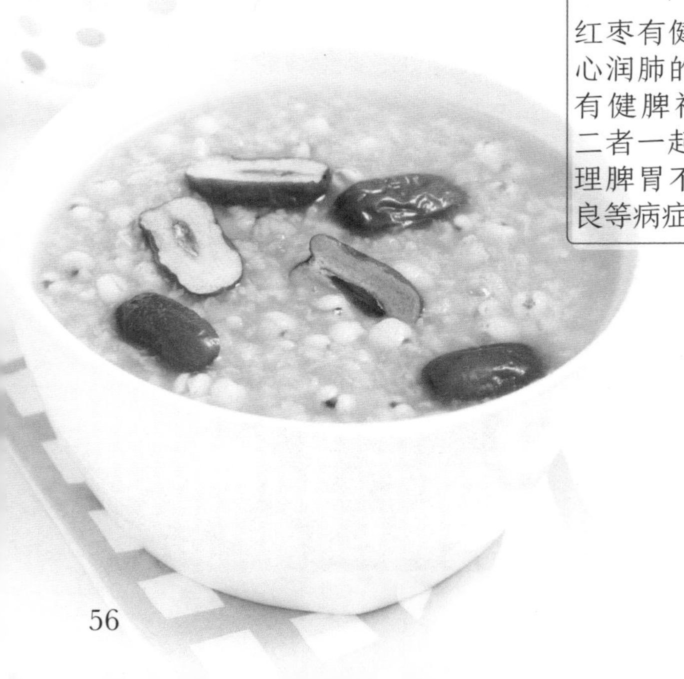

材料：小米 100 克，鸡蛋 2 个，红糖适量。

做法：

1 小米清洗干净，鸡蛋打散。

2 锅中加适量清水烧开，加小米大火煮沸，
　转小火熬煮，待粥烂，加鸡蛋液搅匀，再
　加红糖搅拌均匀即可。

滋阴养血

鸡蛋红糖小米粥

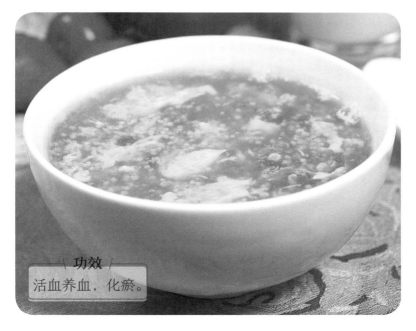

| 功效 |
活血养血，化瘀。

阿胶红枣核桃膏

滋阴补血，改善失眠

材料： 红枣 120 克，阿胶 50 克，黑芝麻、核桃仁各 100 克，枸杞子 20 克。

调料： 黄酒 50 克，冰糖 30 克。

做法：

1 将阿胶敲成碎末，用黄酒浸泡 3 天；冰糖敲成碎末，红枣、枸杞子切小块，待用。

2 将泡软的阿胶放入锅中，边加热边搅拌，直到阿胶全部溶化。加入敲碎的冰糖末，边搅拌边煮。待冰糖全部溶化后，加核桃仁、红枣块、枸杞子块搅拌。

3 待核桃仁、红枣块、枸杞子块均匀裹上阿胶液后，再加入黑芝麻，搅拌 20 分钟后关火。

4 在容器内部铺上保鲜膜，倒入煮好的阿胶膏晾凉后，盖上盖子放入冰箱冷藏 24 小时，即可切块食用。

—— 功效 ——

补气养血，宁心安神，协助改善失眠症状。

材料: 白芍干品 10 克。

调料: 干姜 3 克,红糖 5 克。

做法:

1 将所有材料一起放入杯中,冲入沸水。

2 盖上盖子闷泡约 15 分钟,调匀后即可饮用。

温馨提示: 本方应在医生指导下使用。

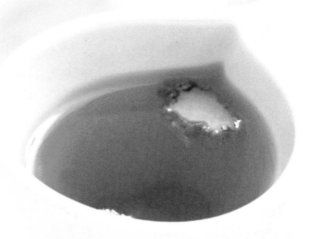

活血止痛

白芍姜糖茶

―― 功效 ――

活血散瘀、止痛、祛寒暖身,适合痛经伴有血块、胃脘寒冷的女性饮用。

女性补气血：6 种家用中成药

1 四物合剂

补血活血。用于血虚血滞所致的月经不调、崩漏等。

2 加味八珍益母膏

补气养血，祛瘀调经。用于妇女气血不足、月经不调（经期后移或经行不畅、量少、经闭），以及产后恶露不净等。

3 加味逍遥丸

疏肝清热，健脾养血。用于肝郁血虚之月经不调等。

4 当归养血丸

养血调经。用于气血两亏之月经不调等。

5 同人乌鸡白凤丸

补气养血，调经止带。用于气血两亏引起的月经不调、崩漏带下、产后虚弱等。

6 定坤丸

补养气血，舒郁调经。用于冲任虚损，气虚血亏，月经不调。

其他常用中成药：安坤赞育丸、妇宁康片、参茸阿胶、逍遥丸等。

六

男性补气血22招

身强体壮，有活力

男性气血不足
有哪些常见表现

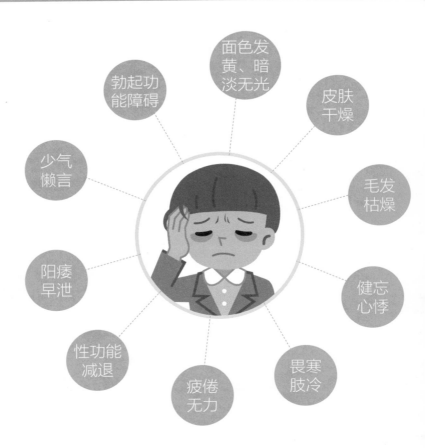

面色发黄、暗淡无光

勃起功能障碍

皮肤干燥

少气懒言

毛发枯燥

阳痿早泄

健忘心悸

性功能减退

疲倦无力

畏寒肢冷

男性补气血：
4 大常用穴位

对症按摩调理方

取穴原理	关元穴为任脉与足三阴经的交会穴，可调补肝脾肾，温下元之气，直接兴奋宗筋。
功效主治	补中益气，调气血。主治男性性功能障碍、肾虚腰酸、脱发等。
穴名由来	"关"，关藏；"元"，元气。该穴为关藏人身元气之处。

按揉关元穴

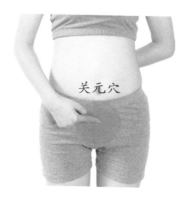

关元穴

操作方法
用食指指腹对关元穴进行环状按揉，每次 2~3 分钟。

定位
从肚脐正中央向下量 3 寸，即肚脐中央向下四横指处。

<table>
<tr><td rowspan="3">按揉肾俞穴</td><td>取穴
原理</td><td>肾俞穴可补益元气，培肾固本。</td></tr>
<tr><td>功效
主治</td><td>护肾强肾，滋补肾阳。主治肾虚腰痛、腰膝酸软、耳鸣目眩、阳痿遗精、肾不纳气、不育等。</td></tr>
<tr><td>穴名
由来</td><td>"肾"，肾脏。该穴为肾脏之气转输之处，是调治肾脏疾病的重要穴位。</td></tr>
</table>

操作方法

用拇指指腹按揉肾俞穴50~60次，两侧可同时或交替进行。

定位

两侧肩胛骨下缘的连线与脊柱相交处为第7胸椎，往下数7个凸起的骨性标志，在其棘突之下旁开1.5寸处即是。

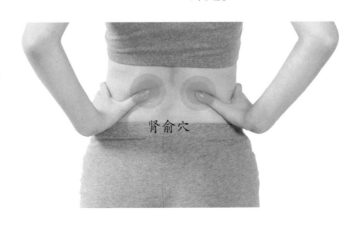

肾俞穴

取穴原理	太溪穴为肾经之原穴，可滋阴补肾。
功效主治	滋阴益肾，壮阳强腰。主治畏寒肢冷、神疲嗜睡、头晕目眩，以及慢性咽喉炎、心烦心痛、失眠多梦等。
穴名由来	"太"，大；"溪"，沟溪。该穴为气血所注之处，足少阴肾经脉气出于涌泉，至此聚留而成大溪，故名"太溪"。

按揉太溪穴

操作方法

用对侧手的拇指或食指指腹按揉太溪穴3分钟，力度柔和，以有酸胀感为度。

定位

坐位垂足，在足内侧，由足内踝向后推至与跟腱之间的凹陷处即是。

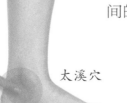

太溪穴

<table>
<tr><td rowspan="3" style="writing-mode: vertical">掐按三阴交穴</td><td>取穴
原理</td><td>三阴交穴是肝、脾、肾三经的交会穴，既可健脾益气、补益肝肾，又可清热利湿。</td></tr>
<tr><td>功效
主治</td><td>健脾利湿，兼调肝肾。主治脾胃虚弱、消化不良、腹胀肠鸣等。</td></tr>
<tr><td>穴名
由来</td><td>"三阴"，指足之三阴经；"交"，指交会与交接。此穴为足太阴、足少阴、足厥阴三条阴经气血物质的交会处。</td></tr>
</table>

操作方法

用拇指掐按三阴交穴 20 次，两侧可同时进行。

定位

本穴在小腿内侧，内踝尖上 3 寸，胫骨内侧缘后际。

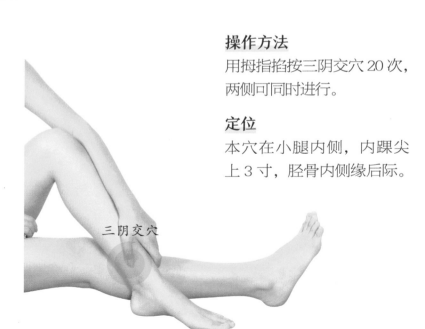

三阴交穴

男性补气血：
4 种家常食物

山药

性味归经：性平，味甘；归脾、肺、肾经。

功能：补脾、肺、肾之气。用于脾胃虚弱、虚劳咳嗽等。

用法：蒸食、炒食、煮食。

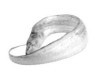

带鱼

性味归经：性温，味甘、咸；归肝、脾、肾经。

功能：益气补虚，暖脾胃，润肌肤。用于体虚气弱，食欲不振。

用法：煎汤或煮食。

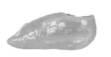

鸡肉

性味归经：性温，味甘；归脾、胃经。

功能：温中补脾，益气养血，补肾益精。用于肾虚所致的小便频数、遗精等。

用法：煮食、炖汤。

禁忌：凡邪实、邪毒未消者不宜食。

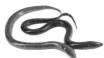

鳝鱼

性味归经：性温，味甘；归肝、脾、肾经。

功能：益气血，补肝肾，强筋骨。用于肾虚阳痿等。

用法：炒食、蒸食。

禁忌：脾胃虚弱者、皮肤病患者不宜食用。

男性补气血：
3种常用中药

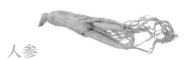

人参

性味归经： 性微温，味甘、微苦；归脾、肺经。

功效主治： 大补元气，固脱生津。用于诸虚所致的久病虚羸、阳痿等。

用法： 0.5~3克，小火另煎，单独服，也可将参汁加入其他药汁一起饮服。

禁忌： 阴虚火旺、邪盛正不衰者禁用。不宜与藜芦同用。

黄芪

性味归经： 性微温，味甘；归肺、脾经。

功效主治： 补气升阳，益卫固表。用于气虚乏力，中气下陷，肺气虚，表虚自汗。

用法： 2~5克，煎服。

禁忌： 有表实邪盛、气滞湿阻、食积停滞等实证及阴虚阳亢者禁服。

龙眼肉

性味归经： 性温，味甘；归心、脾经。

功效主治： 益心脾，补气血，安神。用于虚劳羸弱、失眠、健忘、惊悸。

用法： 10~15克，煎汤。

其他常用中药： 鹿角胶、海狗肾、蛤蚧、菟丝子、阳起石等。

药食同源，培补气血：5 道精选食疗方

补养肝肾

核桃仁拌芹菜

材料：核桃仁 50 克，芹菜 250 克。

调料：盐、香油各 3 克，植物油适量。

做法：

1 核桃仁拣去杂质；芹菜择洗干净，焯水后捞出沥干水分，晾凉，切段。

2 炒锅置于火上，倒入适量植物油，待油烧至五成热时放入核桃仁炒熟，盛出。

3 将芹菜段和核桃仁放入盘中，用盐和香油调味即可。

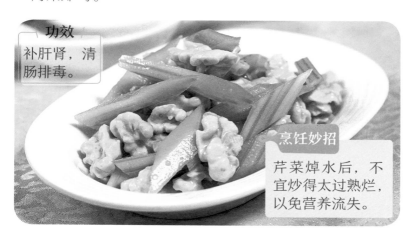

功效
补肝肾，清肠排毒。

烹饪妙招
芹菜焯水后，不宜炒得太过熟烂，以免营养流失。

桂圆莲子八宝汤

补气血，强身体

材料： 桂圆肉 30 克，芡实 50 克，薏米 40 克，莲子、百合、沙参、玉竹各 20 克，红枣 4 个。

调料： 冰糖适量。

做法：

1 薏米洗净，放入清水中浸泡 3 小时；其他材料洗净待用。

2 煲中放入芡实、薏米、莲子、红枣、百合、沙参、玉竹，加入适量清水，大火煮沸，转小火慢煮 1 小时，再加入桂圆肉煮 15 分钟，加入冰糖调味即可。

温馨提示： 本方应在医生指导下使用。

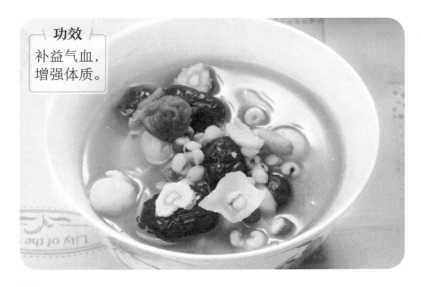

功效

补益气血，增强体质。

材料：小米 100 克，黄鳝 80 克。

调料：盐 4 克，姜丝、葱花各少许。

做法：

1 将小米淘洗干净。黄鳝去头和内脏，洗净，切段。

2 锅置火上，倒入适量清水煮沸，放入小米煮约 15 分钟，放入黄鳝段、姜丝，转用小火熬至粥黏稠，加盐、葱花调味即可。

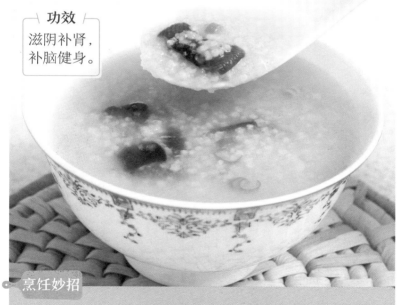

功效

滋阴补肾，补脑健身。

烹饪妙招

将粗盐均匀地撒在黄鳝上，用力擦洗，再撒适量生粉，把黄鳝表面的黏液擦去，最后用水冲洗干净即可。

白术肉桂栗子粥

补脾肾，强健筋骨

材料：肉桂、干姜各 10 克，白术 20 克，甘草 6 克，山药 30 克，茯苓 15 克，去壳栗子、糯米各 50 克。

做法：

1 将前 4 味中药放进砂锅中加水浸泡，文火煎 30 分钟，倒出药汁。

2 加水文火再煎 20 分钟后将药汁倒出来，将两次药汁混合后一起放进砂锅。

3 再放入山药、茯苓、去壳栗子、糯米，用文火炖煮成粥。

温馨提示：本方应在医生指导下使用。

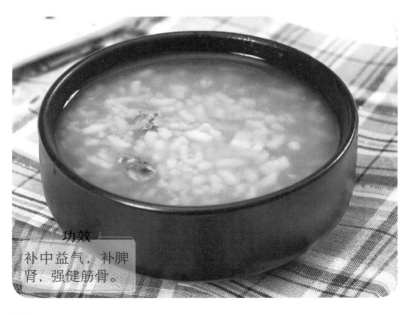

功效

补中益气，补脾肾，强健筋骨。

材料：羊肉250克，人参2克，枸杞子15克。
调料：葱段、姜片、盐各适量。

做法：

1 人参、枸杞子洗净，放在砂锅中，用清水浸泡30分钟，放置火上，大火烧开后转小火煎30分钟，取汁；羊肉洗净，切块。

2 将人参枸杞汁倒入砂锅中，放入羊肉、葱段、姜片，加清水没过锅中食材，小火炖至羊肉烂，加少量盐调味即可。

补气养血

人参羊肉汤

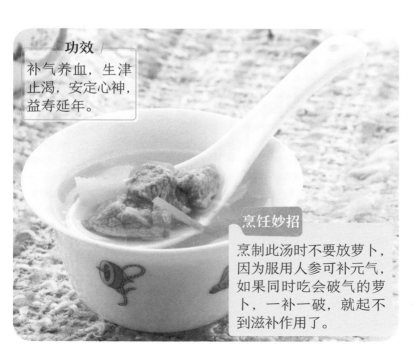

功效

补气养血，生津止渴，安定心神，益寿延年。

烹饪妙招

烹制此汤时不要放萝卜，因为服用人参可补元气，如果同时吃会破气的萝卜，一补一破，就起不到滋补作用了。

男性补气血：
6 种家用中成药

1 回春如意胶囊

补血养血，助肾壮阳，益精生髓。 用于体虚乏力、肾虚阳痿等。

2 脑灵素片

补气血，养心肾，健脑安神。 用于心血不足，脾肾虚弱所致之耳鸣、健忘、阳痿等。

3 补肾强身胶囊

补肾强身。 用于阳痿等。

4 健和片

补肾益精，助阳兴痿。 用于肾虚阳衰所致之阳痿等性功能障碍。

5 鱼鳔丸

补肝肾，益精血。 用于肝肾不足、气血两虚，如腰腿酸软无力、头晕耳鸣、阳痿等。

6 金水宝胶囊

补肾保肺，补精益气。 用于阳痿、性欲减退等。

七

3种气血不足
常见病对症调理
气血充沛，长命百岁

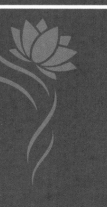

贫血

健脾益胃，调养气血

典型症状	☑面色苍白 ☑疲乏无力 ☑头晕眼花
	☑心悸气短 ☑食欲不振

病因分析

与素体虚弱、饮食失宜、失血过多等因素有关。

对症取穴

脾俞穴、心俞穴、肾俞穴、膈俞穴、足三里穴、气海穴、血海穴。

常用食材

菠菜、香菇、木耳、荔枝、鸡肝、羊肉、鸡蛋、海参、乌贼。

常用中药

当归、阿胶、熟地黄、白芍、龙眼肉、龟甲胶、党参。

常用中成药

阿胶冲剂、参茸阿胶、阿胶补血膏、升血灵颗粒、新血宝胶囊、山东阿胶膏、血速生颗粒、益血生胶囊、参桂鹿茸丸、健脾生血颗粒。

取穴原理	贫血病本为气血亏虚所致，脾胃为后天之本，"饮食入胃，中焦受气取汁，变化而赤是为血"，故取脾之背俞穴，以健脾益胃，助力气血生化之源，气血双补。
功效主治	和胃健脾，升清利湿，促进气血运化，防治贫血。
穴名由来	"脾"，脾脏；"俞"，输注。本穴为脾之背俞穴，故名。

按揉脾俞穴

操作方法

用两手拇指按揉左右两侧的脾俞穴，其余四指附在肋骨上，按揉 1~2 分钟。

定位

本穴在脊柱区，第 11 胸椎棘突下，后正中线旁开 1.5 寸。

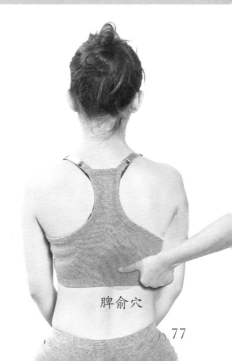

脾俞穴

简单小动作，改善贫血

分阴阳
调补气血

疏肋间
活跃气血

方法：取坐位或仰卧位，两侧除拇指外的其余四指并拢，中指相对放于剑突下，全掌紧按皮肤，然后自内向外，沿肋弓向胁肋处分推，并逐渐向小腹移动，重复 10 次。

功效：调理周身气血。

方法：取坐位，两手掌横置两腋下，手指张开，指距与肋间的间隙等宽，先用右掌向左分推至胸骨，再用左掌向右分推至胸骨，由上而下，交替分推至脐水平处，重复 10 次。

功效：让全身气血充沛，防治贫血。

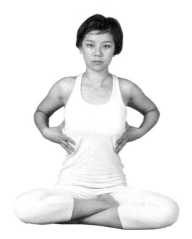

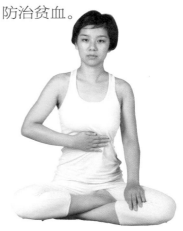

精选食疗方

菠菜炒猪肝

材料：猪肝 250 克，菠菜 100 克。

调料：水淀粉 30 克，料酒、醋各 10 克，葱末、姜末、蒜末、白糖、盐各 3 克，植物油适量。

做法：

1 猪肝洗净，切片，加水淀粉、料酒抓匀上浆；菠菜洗净，焯水，捞出沥干，切段。

2 锅置于火上，倒植物油烧至六成热，炒香葱末、姜末、蒜末，放猪肝片炒散，放菠菜段、盐、白糖翻匀，调入醋，用水淀粉勾芡即可。

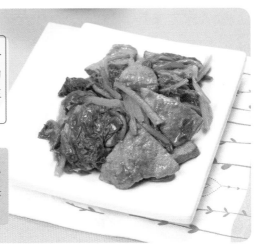

> **功效**
> 菠菜和猪肝均富含铁，可起到补血的作用，适合缺铁性贫血者经常食用。

> **烹饪妙招**
> 挑选时，选择颜色紫红均匀、表面有光泽的新鲜猪肝。

眩晕
补益气血，调养心脾

| 典型症状 | ☑唇甲不华 ☑劳累即发 ☑面色苍白 |
| | ☑神疲乏力 ☑倦怠懒言 ☑心悸少寐 |

病因分析

久病体虚，脾胃虚弱，或失血之后，气血耗伤，或忧思劳倦，均可导致气血两虚，气虚则清阳不升，血虚则清窍失养，故而发为眩晕。

对症取穴

百会穴、风池穴、肝俞穴、肾俞穴、足三里穴。

常用食材

鹅蛋、乌贼、带鱼、黑芝麻。

常用中药

柏子仁、当归、白芍、熟地黄、何首乌、黄精、桑椹、龟甲胶。

常用中成药

归脾丸、薯蓣丸、十全大补丸、健脑补肾丸。

常用穴位调理

取穴原理	眩晕病位在脑，脑为髓之海，故治疗首选位于颠顶的百会穴，可清头目、止眩晕。
功效主治	开窍醒脑，安神定志。缓解气血亏虚引起的眩晕。
穴名由来	"百"，多的意思；"会"，交会。百会是足三阳经、肝经和督脉等多经交会处。

按揉百会穴

操作方法

食、中、无名三指并拢，按揉百会穴 3~5 分钟，以有酸胀感为度。

定位

定位此穴时要让患者采用正坐的姿势，百会穴位于人体的头部，头顶正中心，可以通过定位两耳角直上连线中点来简易取此穴。

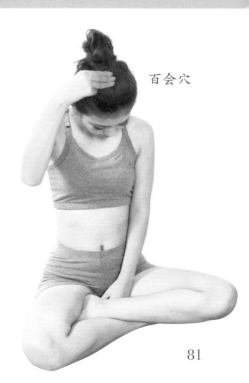

百会穴

81

简单小动作，改善眩晕

方法： 以拳头下缘敲打双腿的内侧中线，由脚踝上缘一直敲到大腿根部。左右腿各敲5~10分钟，早、晚各1次。

功效： 疏通肝胆经络，缓解气血不足引起的眩晕。

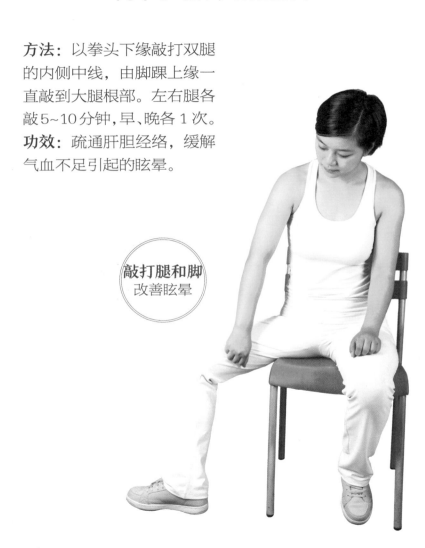

敲打腿和脚
改善眩晕

精选食疗方

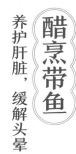

材料： 带鱼 300 克。

调料： 姜末、蒜末、香菜段、花椒粒、醋、酱油、淀粉、料酒、植物油各适量。

做法：

1 带鱼收拾干净，切段，放淀粉裹匀。

2 锅内倒油，待油烧热，转小火，将带鱼段放入锅中煎至表面金黄，捞起。

3 锅内留少量油，待油热后，加花椒粒炒香，倒入香菜段、姜末、蒜末，倒入酱油、醋，加少许料酒。倒入煎好的带鱼段翻炒，稍焖 2 分钟入味即可。

醋烹带鱼

养护肝脏，缓解头晕

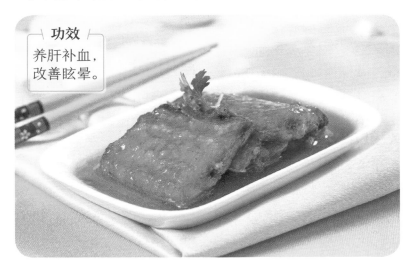

功效

养肝补血，改善眩晕。

便秘

补脾益肺，润燥通便

典型症状

☑ **气虚秘：** 大便干或不干，排便困难、便后乏力，面白神疲，肢倦懒言。

☑ **血虚秘：** 大便干结，面色无华，皮肤干燥，头晕目眩，心悸气短，健忘少寐。

病因分析

素体虚弱，或病后、产后体虚，或年老体虚之人，气血亏虚，阳气虚则温煦传送无力，阴血虚则润泽荣养不足，皆可导致大便不通。

对症取穴

大肠俞穴、天枢穴、上巨虚穴、支沟穴、照海穴。

常用食材

番薯、菠菜、茼蒿、木耳、桃、花生、核桃仁、松子、猪肉、牛奶。

常用中药

当归、何首乌、柏子仁、生地黄、火麻仁、郁李仁、桑椹。

常用中成药

麻仁丸、补中益气丸、胃肠复元膏、通幽润燥丸。

常用穴位调理

取穴原理	天枢为大肠的募穴，可调大肠腑气，腑气通则大肠传导功能复常。
功效主治	理气止痛，活血散瘀，清利湿热，改善便秘。
穴名由来	"枢"，指枢纽。人体上应天，下应地，本穴位于脐旁，在人体正中，为天之枢纽，故名"天枢"。

操作方法

用双手拇指或者食指分别按住肚脐两旁的天枢穴，轻轻按压 2~3 分钟，然后放开，让穴位休息几秒之后再重复上述动作，直到皮肤发红，有疼痛的感觉即可。

定位

本穴在腹部，横平脐中，前正中线旁开 2 寸。

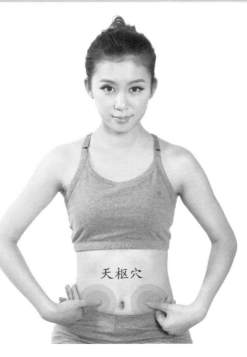

天枢穴

简单小动作，改善便秘

方法：

1 两腿并拢站立，双手于身后腰际处十指交叉相握，掌心朝上。腰部向右侧扭出的同时，双腿膝盖并拢也往右侧突出，而交握的双手往左侧突出。

2 腰部往左侧扭出，膝盖并拢往左侧突出，同时双手往右侧突出。掌握节奏，重复上述动作 1 分钟。

功效：扭摆腰部，能够刺激肠道周围深层肌肉，改善便秘。

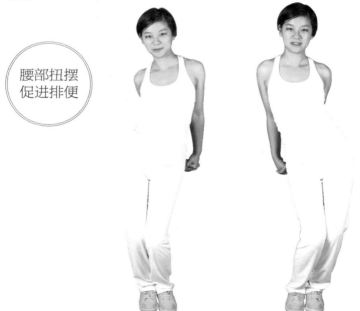

腰部扭摆
促进排便

芝麻桑椹花生糕

健脾胃，缓解便秘

材料： 白芝麻 10 克，黑芝麻 60 克，花生仁 100 克，桑椹 30 克，大米粉 300 克，糯米粉 700 克。

调料： 白糖适量。

做法：

1 将桑椹洗净，与白芝麻一起放入锅内，加适量水，煎 20 分钟后取汁，将汁倒入盛有大米粉、糯米粉、白糖的大碗中。

2 花生仁研碎，也放入碗中，将粉揉成面团，做成糕坯，撒上黑芝麻，上蒸笼蒸 20 分钟即可。

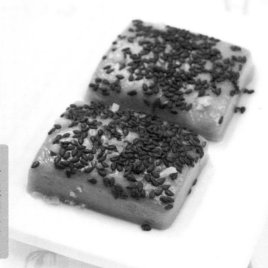

| 功效 |

补肝肾，健脾胃，适合肠燥便秘者食用。

烹饪妙招

由于芝麻仁外面有一层稍硬的膜，把它碾碎后才能使人吸收到营养，因此整粒的芝麻最好加工后再吃。